BEI GRIN MACHT SICH IHR WISSEN BEZAHLT

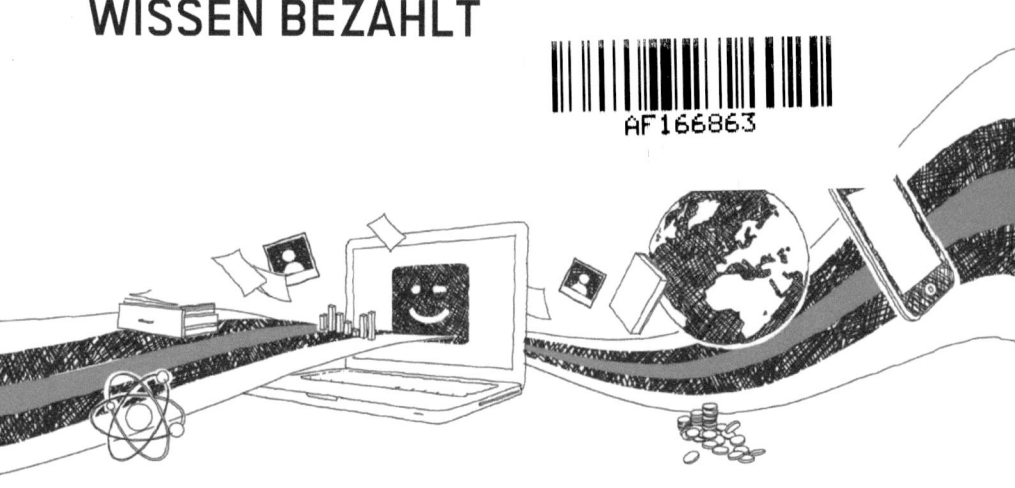

- Wir veröffentlichen Ihre Hausarbeit, Bachelor- und Masterarbeit

- Ihr eigenes eBook und Buch - weltweit in allen wichtigen Shops

- Verdienen Sie an jedem Verkauf

Jetzt bei www.GRIN.com hochladen und kostenlos publizieren

GRIN

Das System der Sozialen Sicherung, die Strukturmerkmale der stationären Versorgung und der Gemeinsame Bundesausschuss (G-BA)

GRIN ☺

Bibliografische Information der Deutschen Nationalbibliothek:

Die Deutsche Nationalbibliothek verzeichnet diese Publikation in der Deutschen Nationalbibliografie; detaillierte bibliografische Daten sind im Internet über http://dnb.d-nb.de abrufbar.

ISBN: 9783346524669
Dieses Buch ist auch als E-Book erhältlich.

Druck und Bindung: Books on Demand GmbH, Norderstedt Germany
Gedruckt auf säurefreiem Papier aus verantwortungsvollen Quellen

Das vorliegende Werk wurde sorgfältig erarbeitet. Dennoch übernehmen Autoren und Verlag für die Richtigkeit von Angaben, Hinweisen, Links und Ratschlägen sowie eventuelle Druckfehler keine Haftung.

Das Buch bei GRIN: https://www.grin.com/document/1143917

Einsendeaufgaben

Alternative C
Aus dem Themenkatalog 2020

Eingesandt: 14.12.2020

Modul: Rahmenbedingungen der Gesundheits- und Arbeitspsychologie

Inhaltsverzeichnis

Abkürzungsverzeichnis

ABS	Absatz
BAföG	Bundesausbildungsförderungsgesetz
BRD	Bundesrepublik Deutschland
DRG	Diagnosis Related Groups
G-BA	Gemeinsamen Bundesausschuss
GKV	Gesetzliche Krankenversicherung
SGB II	Zweites Sozialgesetzbuch
SGB III	Drittes Sozialgesetzbuch
SGB V	Fünftes Sozialgesetzbuch
SVR	Systemic vasular resistance

Abbildungsverzeichnis

Tabellenverzeichnis

Aufgabenstellung

Alternative C (100 Punkte, Umfang 20 Seiten)

C1 (40 Punkte, ca. 5-6 Seiten)

Kritische Stellungnahme zum System der sozialen Sicherung und der Dreiteilung der Sozial-versicherung.

C2 (40 Punkte, ca. 5-6 Seiten)

Erläuterung der Strukturmerkmale von stationärer Versorgung in Deutschland.

C3 (20 Punkte, ca. 3-4 Seiten)

Warum kann der Gemeinsame Bundesausschuss (G-BA) als „kleiner Gesetzgeber" bezeichnet werden?

Alternative C – C1

C1.1 System der sozialen Sicherung und klassischen Dreiteilung

Ein Sozialstaat kennzeichnet sich durch soziales Handeln und soziale Sicherheit aus. Gewährleistet wird eine lebenswerte Gesellschaft. Alle Menschen, welche in dieser Gesellschaft leben, haben das Recht an allen politischen und gesellschaftlichen Entwicklungen teilzuhaben zu können und sie stehen füreinander ein.[1]

Der Begriff Sozialrecht ist ein umfassender Begriff. Einen kleinen Ausschnitt bildet dabei das Sozialversicherungsrecht ab. Es enthält die vom Gesetz vorgeschriebenen Kranken-, Pflege, Renten-, Arbeitslosen und Unfallversicherung.[2] Für Hilfe vom Staat steht der Begriff Soziale Sicherheit. Sollte es dem Einzelnen nicht aus eigener Kraft gelingen aus einer Notlage heraus zu kommen, wird ihm durch den Staat geholfen. Diese Hilfe wird kurzfristig wie auch langfristig angeboten. Solche Notlagen können Arbeitslosigkeit, Krankheit, Pflegebedürftigkeit sein, aber auch durch einen Unfall oder dem Alter auftreten.[3] Die Sozialversicherungen werden in den einzelnen Zweigen organisiert. Bei den verschiedenen Notlagen würden auch unterschiedliche Versicherungen greifen, siehe dazu Tabelle 1 im Anhang. Bei der Gesetzlichen Krankenkasse ist beispielsweise die gesetzliche Krankenkasse der Träger und übernimmt zum Beispiel Leistungen wie Krankengeld oder Medikamente. Ist man jedoch wegen eines Arbeitsunfalls in einer Notlage geraten, greift die Berufsgenossenschaft als Träger ein und würde u.a. mit Verletztengeld, Unfallrenten oder auch Umschulungen helfen.[4]

Das Sozialrecht wurde früher in drei unterschiedliche Bereiche untergliedert. Diese Bereiche waren Fürsorge, Sozialversicherung und Versorgung, siehe Abbildung 1. Die klassische Unterteilung steht dabei in engem Zusammenhang mit der geschichtlichen Entwicklung des Sozialrechts und den Unterschieden bei der Finanzierung (Steuer- oder Beitragsfinanzierung).[5]

---

[1] Vgl. *BMAS (2009)*
[2] Vgl. *Papmehl & Teichmanis (2019), S.309*
[3] Vgl. *BMAS (2009)*
[4] Vgl. *Grundmann & Rathner (2020) S. 291*
[5] Vgl. *Uni Würzburg (o.J.)* & Vgl. *Eichenhofer (2019) S. 10*

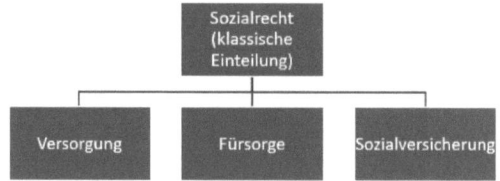

Abbildung 1: Untergliederung des Sozialrechts (klassische Einteilung)
(Quelle: Eigene Darstellung in Anlehnung an Uni Würzburg (o.J.))

Der Begriff **Versorgung** meint dabei staatliche, aus steuern finanzierte Leistungen, die wegen besonderer Opfer des Einzelnen erbracht werden. Hier spielt eine tatsächliche Bedürftigkeit keine Rolle.[6] Nach Waltermann kann man zwei Formen unterscheiden: die Allgemeinversorgung und die Sonderversorgung. Bei der Allgemeinversorgung (z.B. Kindergeld) spielt das Einkommen und Vermögen der Leistungsempfänger keine Rolle. Dagegen werden bei der Sonderversorgung besondere Opfer entschädigt, welche für Allgemeinheit erbracht oder von der Allgemeinheit verursacht wurden. (Kriegsopferversorgung).[7] **Fürsorge** stellt einen veralteten Begriff für die Absicherung des Existenzminimums dar. Dieser staatliche Beitrag wird aus Steuern finanziert und erfolgt nur, wenn der Einzelne auch bedürftig ist. Die Fürsorge wird nun subsidiär angewendet, wenn alle Versuche der Fremd- oder Selbsthilfe, auch private Hilfsleistungen, nicht erfolgen oder nicht ausreichend sind. Die **Sozialversicherung** ist dadurch gekennzeichnet, dass bestimmte Risiken wie Krankheit, Alter oder Unfall abgesichert werden. Durch die Entrichtung von Beiträgen für den künftigen, in seiner Gesamtheit vorhersehbaren, Bedarf wird Vorsorge getroffen. Der Anspruch des Einzelnen entsteht dabei bei Eintritt des Versicherungsfalles unabhängig von der Bedürftigkeit des Einzelnen.[8]

C1.2 System der sozialen Sicherung und neueren Dreiteilung

Die Gesetze verändern sich immer wieder. Daher passt die klassische Dreiteilung nicht mehr auf die neuen Gesetze. Die unter Geltung des Grundgesetzes neu hinzugekommenen Sozialleistungen lassen sich mit der klassischen Einteilung nur schwer erfassen. Die Begriffe Für-

---

[6] Vgl. *Uni Würzburg (o.J.)*
[7] Vgl. *Wassmann (2019) S.18*
[8] Vgl. *Uni Würzburg (o.J.)*

sorge und Versorgung werden auch als veraltet angesehen. Sie passen nicht mehr zu dem Menschenbild, welches im Grundgesetz beschrieben wird.[9] Eine neue Einteilung wurde entwickelt, welche die Sozialleistungsbereiche nach ihrer Funktion unterteilt, siehe dazu Abbildung 2.

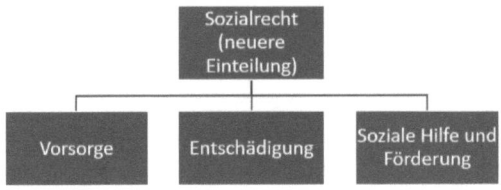

Abbildung 2: Untergliederung des Sozialrechts (neue Einteilung)
(Quelle: Eigene Darstellung in Anlehnung an Uni Würzburg (o.J.))

Der Begriff der **Vorsorge** deckt sich im Wesentlichen mit den Sozialversicherungen nach der klassischen Einteilung und ist für die wirtschaftlichen Faktoren verantwortlich.[10] Die Sozialversicherung gehört als kollektives Vorsorgesystem gegen allgemeine Risiken zur Vorsorge.[11] Sie soll vor Krankheit, Arbeitslosigkeit und Pflegebedürftigkeit schützen. Das Prinzip der Sozialversicherung ist das Solidaritätsprinzip. Das System finanziert sich durch die Beiträge der Versicherten. Die soziale **Entschädigung** ist für die soziale Absicherung zuständig, welche für die Allgemeinheit von Bedeutung sind. Sie schützt ebenso vor Gefahren, für die eine Vorsorge nicht möglich oder nicht zumutbar sind. Zu den sozialen Entschädigungsrecht gehören das Impfschadensrecht, das Opferentschädigungsrecht oder das Bundesversorgungsgesetz.[12] Die Kosten für diese Entschädigung trägt die Allgemeinheit, die Leistungen werden also durch Steuern finanziert. Bei der sozialen **Hilfe und Förderung** sollen Leistungsschwächen und Belastungen des Individuums ausgeglichen werden. Dies können z.B. die Ausbildungs- und Berufsförderung nach dem BAföG sowie SGB II und III, Wohngeld und Elterngeld sein. Der Sinn und Zweck der Hilfe und Förderung ist die Chancengleichheit herzustellen und dem Einzelnen eine eigene positive Zukunft ermöglichen. Hilfe und Förderung werden durch Steuern finanziert.[13]

---

[9] Vgl. *Uni Würzburg (o.J.)*
[10] Vgl. *Uni Würzburg (o.J.)* & Vgl. *Knoppenfels-Spies (2018), S.12*
[11] Vgl. *Wassmann (2019) S.19*
[12] Vgl. *Knoppenfels-Spies (2018), S.12*
[13] Vgl. *Uni Würzburg (o.J.)* & Vgl. *Wassmann (2019) S.19*

C1.3 Kritik zum System der sozialen Sicherheit und der klassischen Dreiteilung

Sicherheit ist ein Begriff, welcher auch in der Politik von Bedeutung ist. In der Politik werden mit Sicherheitsdiskurse, zentrale Einsatzstellen gebildet, die über soziale und politische Verhältnisse verhandeln, strukturieren und gestalten.[14] Für Menschen ist Sicherheit mehr als nur ein Begriff, den jeder kennt, aber jeder unterschiedlich definiert. Soziale Hilfe beschreibt Hilfe, welche vom Staat kommt, das Sozialrecht gehört dazu. Die Kritik am System der sozialen Sicherung und der klassischen Dreiteilung kann nach der Gerechtigkeit gestellt werden.

Die Sozialabgaben sind praktisch gleich hoch, egal ob man arm oder reich ist. Während in der BRD die Steuersätze progressiv gestaltet sind, gilt dieses Prinzip jedoch nicht bei Sozialversicherungen. Die Beitragssätze für die Arbeitslosen- und Pflegeversicherungen, Rentensystem und gesetzlichen Krankenkasse sind für alle fast gleich. Knapp unter 20 Prozent des Bruttolohnes müssen für Sozialversicherungen bezahlt werden. Für Geringverdiener sind die Sozialabgaben zu hoch. Alleinerziehende treffen die Sozialabgaben enorm. Es wäre gerecht, wenn gerade diese Menschen entlastet werden, wenn sie arbeiten gehen.[15] Doch das deutsche Sozialsystem scheint diese Menschen bislang sogar zu bestrafen: Für einen Alleinerziehender mit zwei Kindern, welcher im Monat 1700 Euro brutto verdient, lohnt es sich nicht, in einen besseren Job mit etwas mehr Gehalt zu wechseln, denn er hat netto weniger Geld als vorher, weil die Sozialabgaben anfallen und Transferleistungen wegfallen würden.[16]

Das deutsche Sozialsystem ist eine historische Errungenschaft. Die Logik der Systeme besteht darin, dass alle Menschen ungefähr gleich lange leben und alle im selben Rhythmus krank werden. Jeder Mensch würde der Sozialkasse ungefähr genau so viel kosten wie der Andere. Dies ist der Grund, warum der Beitragssatz für alle gleich ist. Dies macht jedoch keinen Sinn, denn ein Milliardär kann nie so krank oder so alt werden, dass er die Kassen Millionen mehr kosten würde als andere Menschen.[17] Jeder Mensch ist unterschiedlich oft krank, doch dies ist nicht ausschlaggebend. Reiche sollten in einem Sozialstaat mehr zahlen als Arme. Dann ist aber die Frage, ab wann gilt man als reich?

---

[14] Vgl. *Meyer (2009), S.25*
[15] Vgl. *süddeutsche Zeitung (2018)*
[16] Vgl. *Bruckmeier, Mühlhan & Peichl (2018) S.25*
[17] Vgl. *süddeutsche Zeitung (2018)*

Kritisch ist ebenso, dass die Standardrente 2016 für einen Durchschnittsverdiener nach 45 Jahren bei 1197 Euro pro Monat lag. Die Standardrente ist der Netto-Betrag. Warum müssen Personen, welche über 45 Jahre lang gearbeitet haben, ihr gesamtes Einkommen versteuert haben, Rente und weitere Versicherungen bezahlt haben, ihre Rente versteuern? Die Renten steigen zwar, jedoch langsamer als die Gehälter, weshalb das Rentenniveau sinkt. Im Jahr 2000 lag es bei 52,9%. Die Bundesregierung rechnet für das Jahr 2030 mit einem Rentenniveau von nur noch 44,3%. Arbeitsministerin Nahles hatte versucht, ein Mindestniveau der Renten von 46% festzuschreiben. Mit dem Koalitionspartner konnte sich bisher nicht dazu geeinigt werden. Die große Koalition will Altersarmut stattdessen damit bekämpfen, indem sie die Betriebsrenten fördern. [18]

Die soziale Sicherheit verspricht, dass es den Bürgern des Staates gut geht. Allerdings fehlen wirksame Kontrollen, welche darüber entscheiden dürfen, ob einer Person das Prinzip des Systems der sozialen Sicherung und der klassischen Dreiteilung zu steht oder nicht. Personen, welche nicht anspruchsberechtigt für Sozialleistungen sind, profitieren davon und bekommen Geld, das für sie nicht bestimmt ist.[19] Ein Beispiel ist dabei die Arbeitslosenversicherung. Personen, welche Hartz IV beziehen sind nicht per se arbeitsunfähig. 2011 verweigerten nach der Bundesagentur für Arbeit 9000 Menschen die Arbeit komplett. Dennoch werden diesen Leuten die Wohnungen, Nebenkosten und Nahrungsmittel bezahlt.[20] Die Gelder für Personen, welche arbeitslos sind, kommen von Arbeitenden Leuten, Reiche und Arme, Mittelständige und Alleinerziehende. Hier muss Kritik geübt werden, denn jeder sollte in einem Sozialstaat etwas beitragen und nicht nur nehmen.

In den vergangenen Jahren sind die Arbeitsunfälle um ungefähr 55% gesunken, der Beitragssatz für die gesetzliche Unfallversicherung ist hierbei um minimale durchschnittliche 1,35% der Lohnsumme reduziert worden. Auf die Absicherung der betriebsbedingten Großrisiken, sollte sich die gesetzliche Unfallversicherung konzentrieren.[21]

Kritisch gesehen kann ebenso die Versorgung mit dem Kindergeld betrachtet werden. Da die Allgemeinversorgung unabhängig von Vermögen und Einkommen ist, bekommen Reiche und

[18] Vgl. *Zeit.de (2017)*
[19] Vgl. *Butterwegge (2004)*
[20] Vgl. *focus.de (2014)*
[21] Vgl. *Handelsblatt (2004)*

Arme das gleiche Geld.[22] 2020 betrug das Kindergeld für das erste und da zweite Kind 204 Euro.[23] 204 Euro haben für Leute aus der ärmeren Schicht allerdings eine andere Bedeutung als für Leute, welche monatlich mehr Geld zur Verfügung haben.

Der demografische Wandel ist im vollen Gange, die Rentenversicherung wird allerdings nicht an diesen angepasst. Die Modellrechnung des Deutschen Bundestages ergibt verschiedene Trends, welche sich in der Zukunft ereignen. Einer davon ist das die Geburtenrate weiter auf einem niedrigen Niveau bleiben wird. Parallel dazu, nimmt der medizinische Fortschritt weiter zu. Die Lebenserwartung der Menschen steigt. Immer mehr ältere Menschen stehen den weniger jungen Menschen gegenüber.[24] Dadurch das die Menschen immer älter werden, kann die Rente nicht mehr gerecht aufgeteilt werden. 2017 kamen auf 100 Arbeitnehmer rund 36 Rentner. 2027 werden es bei 100 Arbeitnehmern 47 Rentner sein. Es gibt nur ein Land, welches noch eine schlimmere Rentnerqoute hat als Deutschland: Japan. Auf 100 Arbeitnehmer kamen schon 2017 in den asiatischen Staat knapp 50 Rentner. 2027 werden es 56 Rentner sein. Für 2050 wird prognostiziert, dass es auf 100 Arbeitnehmer 78 Rentner geben wird. Ein Arbeiter müsste also fast die komplette Rente eines Rentners bezahlen, was schier unmöglich ist. Die japanischen Senioren arbeiten also so lange weiter, wie sie können. Für Deutschland und auch für die anderen Länder wird das System so nicht mehr haltbar sein. Die politischen Lösungen sind in fast allen Ländern gleich, denn wenn die Menschen länger leben, müssen sie auch länger arbeiten.[25] Um dem demografischen Wandel entgegen zu wirken, sollten auch mehr Anreize für Familien geschaffen werden, damit auch mehr als nur ein Kind finanziert werden kann. Viele Leute können sich mehrere Kinder nicht leisten, weil Wohnungen, Auto, Kinder und Alltag einfach zu teuer geworden sind.

---

[22] Vgl. *Waltermann (2009), S.35*
[23] Vgl. *Kindergeld(2020)*
[24] Vgl. *bpb (2012)*
[25] Vgl. *finanzen100.de (2017)*

Alternative C – C2

C2.1 Strukturmerkmale der stationären Versorgung in Deutschland

Die Relevanz der stationären Versorgung wächst mit dem weiter steigenden Durchschnittsalter in Deutschland. Die demografische Entwicklung der Bevölkerung, in Verbindung mit einer nach wie vor unterentwickelten Prävention führt zu einem wachsenden Behandlungsbedarf.[26] Krankenhäuser dienen in erster Linie der medizinischen Versorgung und nicht den betriebswirtschaftlichen Zielen.[27] In vielen Regionen und Kommunen sind Kliniken trotzdem der größte regionale Arbeitgeber.[28] Derzeit kostet die stationäre Versorgung etwa 60 Milliarden Euro. Der Anteil der stationären Versorgung sank 2007 auf 10,4%, dennoch ist es nicht gelungen, den immer steigenden und mehr werdenden Ausgaben entgegenzuwirken. Allerdings war wegen dem demografischen Wandel auch nicht davon auszugehen.[29] Die Zahl der stationären Behandlungsfälle lag 2018 bei 19,4 Millionen.[30] In der gesetzlichen Krankenkasse unterteilt sich die stationäre Versorgung in zwei große Bereiche: den Bereich der Krankenhausversorgung und den Bereich der stationären medizinischen Rehabilitation.[31] Das System der stationären Krankenhausversorgung besteht aus einer Reihe zentraler Merkmale, siehe dazu Abbildung 3:[32]

---

[26] Vgl. *Bundesärztekammer (o.J.)*
[27] Vgl. *Bauer & Bach (1999), S.417*
[28] Vgl. *Bundesärztekammer (o.J.)*
[29] Vgl. *Kern & Kohnen (2010), S.1089*
[30] Vgl. *AOK (2020)*
[31] Vgl. *bpb (o.J.)*
[32] Vgl. *Wassmann (2019) S.86*

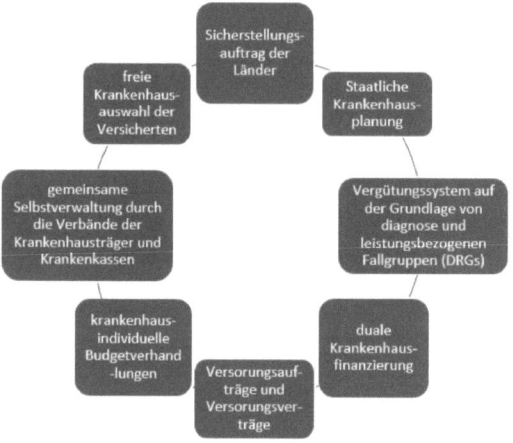

Abbildung 3: Strukturmerkmale der stationären Krankenhausversorgung
(Quelle: Eigene Darstellung in Anlehnung an Wassmann (2019)

Laut dem Grundgesetz liegt der *Sicherstellungsauftrag* für die stationäre Krankenhausversorgung bei den Bundesländern.[33] Aus dem Art. 20 Abs. 1 des Grundgesetztes, dessen verankerten Sozialstaatsprinzip, kann abgeleitet werden, dass der Staat für die Gewährleistung der Daseinsfürsorge für die Bevölkerung verantwortlich ist. Dies bedeutet, dass der Sicherstellungsauftrag für die stationäre Krankenhausversorgung nicht nur die Daseinsvorsorge des Staates beschreibt, sondern auf das Verfassungsprinzip der Sozialstaatlichkeit zurückzuführen ist.[34] Im Rahmen der Daseinsvorsorge übernehmen Staat und Kommunen eine Gewährleistungs- und/oder Erbringungsverantwortung für die flächendeckende Versorgung mit bestimmten, von den politisch Verantwortlichen als lebenswichtig eingestuften Gütern und Dienstleistungen zu allgemein tragbaren Preisen und in zumutbaren Entfernungen. Dazu zählen bei den technischen Dienstleistungen u.a. die Versorgung mit Wasser, Energie. Zu den sozialen Dienstleistungen gehören z.B. Kulturangebote, Gesundheitsdienste, Schulausbildung, aber auch Altenpflege oder Rettungsdienst.[35]

Die *Krankenhausplanung* liegt in der Verantwortung der Bundesländer. Die Bundesländer haben damit Gewalt über die stationären Kapazitäten. Das Ziel einer Krankenhausplanung ist es,

---

[33] Vgl. *Wöhrmann (2016)*
[34] Vgl. *Uni Trier (2008) S.1*
[35] Vgl. *bbsr (2016) S.8*

12

eine bedarfsgerechte Versorgung der Bevölkerung anhand wirtschaftlicher und leistungsfähiger Krankenhäuser. Anhand der Investitionsprogramme und Landeskrankenhausplänen hat die stationäre Versorgung nach den Bestimmungen des Krankenhausfinanzierungsgesetzes für die Sicherung der Krankenhäuser, in wirtschaftlicher Sicht zu sorgen. Sie generiert somit eine bedarfsgerechte Versorgung der Bevölkerung von eigenen wirtschaftenden Krankenhäusern. Die Gewährleistungspflicht gegenüber Krankenkassen beinhaltet der Sicherungsstellungsauftrag.[36] Für die Länder ist es eine Herausforderung, die Wirtschaftlichkeit der Planung auf der einen Seite zu haben und auf der anderen Seite, die Gerechtigkeit zu gewährleisten. Eine weitere Aufgabe des Krankenhausplanes ist es, für ein Versorgungsgebiet, den notwendigen Bedarf von medizinischen Leistungen zu ermitteln, die die Bevölkerung braucht.[37]

Gesetzlich nicht definiert ist hingegen der *Versorgungsauftrag*. Im Fünften Buch des Sozialgesetzbuches wird er aber vorausgesetzt. Über den Inhalt des Auftrages, geben landesrechtliche Vorschriften keinen genauen Aufschluss. Der Versorgungsauftrag ist für den gesetzlichen krankenversicherten Patienten das, was er an Leistungen von einem Krankenhaus erwarten und beanspruchen kann.[38]

Der *Versorgungsvertrag* wird im Sozialgesetzbuch allerdings benannt. Der in schriftliche Form festgehaltene Versorgungsvertrag wird durch die gemeinsame Einigung der Landesverbände der Ersatz- und Krankenkassen und den Krankenhäusern generiert. Die Vertragspartner haben das Recht, mit der zuständigen Landesbehörde eine geringere Bettenzahl zu vereinbaren, die gegenüber dem Krankenhausplan steht. Dieses Recht gilt nur, wenn keine Veränderung der Leistungsstruktur des Krankenhauses vorgenommen wird. Die Vereinbarungen können auch nur befristet werden. Ist im Krankenhausplan oder der Leistungsstruktur keine Festlegung der Bettenanzahl enthalten, werden diese ergänzend durch die Vertragsparteien mit Unterstützung der Krankenhausplanung zuständigen Landesbehörden ergänzt. Wenn mehrere geeignete Krankenhäuser als Bewerber feststehen, besteht der Anspruch auf die Anschließung eines Versorgungsvertrages nicht. Die Entscheidung erfolgt dann nach pflichtgemäßem Ermessen, welches Krankenhaus am besten für eine qualitativ hochwertige, bedarfs- und patientengerechte, wirtschaftliche und leistungsfähige Krankenhausbehandlung geeignet ist, von den Landesverbänden der Ersatz- und Krankenkassen getroffen.[39]

---

[36] Vgl. *Wirtschaftslexikon (2015)*
[37] Vgl. *Schmola (2019), S. 71*
[38] Vgl. *Sodan (2012), S.641*
[39] Vgl. *SGB V (2020)* §109

Im Rahmen der *dualen Krankenhausfinanzierung*, haben Krankenhäuser ein Anrecht auf Fördermittel, die zur Finanzierung ihrer Investitionen dienen.[40] Die Duale Finanzierung wurde 1972 durch eine Grundgesetzänderung etabliert, dadurch erhielt der Bund die Möglichkeit, die Gestaltung der Krankenhausbetriebsmittelfinanzierung zu vollziehen. Seit der Gesetzesänderung erhalten Krankenhäuser Finanzmittel von den Krankenkassen und von den Ländern[41], welche unterschiedlich eingesetzt werden. Die Gelder der Krankenkassen werden zur Deckung der Betriebskosten genutzt. Die Gelder des Bundeslandes wiederum werden für Investitionsbedarf eingesetzt. Allerdings kann gesagt werden, dass die Länder der Finanzierungspflicht nur zurückhaltend nachkommen. Die Finanzmittel für die Krankenhäuser wurden von Jahr zu Jahr immer weiter reduziert. Die Reduzierungen werden durch eine große Anzahl an Gesetzesänderungen begleitet. Eine Neugestaltung der gesetzlichen Rahmenbedingung, die umfassend und dringend benötigt wird, blieb bisher aus.[42]

Das Recht auf *freie Krankenhauswahl* steht gesetzlich krankenversicherten grundsätzlich zu. Wird ein Patient von einem Arzt in ein bestimmtes Krankenhaus eingewiesen, ist der Versicherte im Recht, ein anderes Krankenhaus zu wählen. Natürlich nur sofern das Krankenhaus, das gewählt wurde, für die Behandlung des gesetzlich Versicherten zugelassen ist.[43]

Krankenhausindividuelle Budgetverhandlungen sind ebenfalls ein wichtiges Strukturmerkmal. Krankenkassen vereinbaren mit dem einzelnen Krankenhaus, die Menge und die Art der Leistungen, welche zu erbringen sind. Das Krankenhausbudget wurde mit der Fallpauschale (DRG-Einzelaufstellung), den unbepreisten und den bepreisten Zusatzentgelt und der Summer der Bewertungsrelationen festgesetzt. Ausgangsbasis für die Verhandlungen für das Budget ist das Vorjahresbudget und die zukünftigen geplanten Veränderungen.[44]

Krankenhäuser werden nach dem *Vergütungssystem auf der Grundlage von diagnose- und leistungsbezogenen Fallgruppen (DRGs)* vergütet. Die Einzelheiten der Vergütung werden im Krankenhausfinanzierungsgesetz, in der Fallpauschalenvereinbarung, der Selbstverwaltungspartner und dem Krankenhausentgeltgesetz geregelt. Die Eingruppierung in die DRG-Fallpauschale ist EDV-gesteuert. Sie wird durch den Schweregrad der Erkrankung, Krankheitsart und

---

[40] Vgl. *Heesen (2020), S.244*
[41] Vgl. *Oppermann (2020)*
[42] Vgl. *Klauber, Geraedts, Friedrich, Wasem & Beivers (2020), S.233*
[43] Vgl. *krankenkassen.de (2020)*
[44] Vgl. *reimbursement.institute (2020)*

die erbrachte Leistung gegliedert. Daraus ergibt sich, dass die Vergütung bei der Behandlung von leicht erkrankten Patienten weniger ist als bei schwer Erkrankten. Durch Bewertungsrelationen wird der unterschiedliche Behandlungsaufwand ausgedrückt. Durch die Fallpauschale werden die Vergütung einer definierten Erkrankung und die Behandlung der Krankheit einer bestimmten Bandbreite definiert. Unabhängig von der Verweildauer, wird innerhalb der Bandbreite, die gleiche Pauschale bezahlt. Vergütungsabschläge oder -zuschläge werden anhand einer Unter- oder Überschreitung der Bandbreite ermittelt. Der Preis einer Fallpauschale ergibt sich durch die Multiplikation der Bewertungsrelation des DRG, zusammen mit dem Landesbasisfallwert. Die DRG-Kalkulation basiert auf der Grundlage der Ist-Leistungsdaten aller Krankenhäuser und den Ist-Kostendaten von einer freiwilligen Stichprobe von Krankenhäusern. Der DRK-Katalog 2020, basiert auf der Grundlage der bereinigten und plausibilisierten Leistungs- und Kostendaten von 293 Krankenhäusern und 5,2 Millionen Fällen. Seit der DRG-Einführung im Jahre 2003 wurde die sachgerechte Abbildung kontinuierlich verbessert, wodurch auch die Leistungsorientierung der Vergütung verbessert wurde.[45]

C2.2 Neuordnung der Krankenhauslandschaft

Bei der Neuordnung der Krankenhauslandschaft, des Projektes der Bertelsmann Stiftung, geht es darum, dass es eine bessere Patientenversorgung durch weniger Kliniken möglich. Bei der Neuordnung geht es um sechs Hauptpunkte:[46]

- **Überkapazitäten verschärfen Fachkräftemangel**: Es gibt zu wenig medizinisches Personal, um die heutige Klinikanzahl aufrechtzuerhalten. Um eine Facharztstelle rund um die Uhr (24 Stunden/7 Tage pro Woche) zu besetzen, braucht man 5,5 Fachärzte. Gut ausgebildete Ärzte und Pflegekräfte sind jedoch knapp. Die Situation wird in Deutschland noch dadurch verschärft, dass das medizinische Personal auf zu viele Kliniken aufgeteilt werden muss.[47]

- **Viele Krankenhäuser sind schlecht ausgestattet**: Fast zwei Drittel aller Kliniken haben keine Koronarangiografie, ein Drittel hat keinen Computertomographen.[48]

- **Vorrang für Qualität**: Nur Kliniken mit größeren Fachabteilungen und mehr Patienten haben genügend Erfahrung für eine sichere Behandlung. Nachweißlich erbringen Kliniken eine bessere und sichere Leistung, wenn die Leistungen häufiger durchgeführt

[45] Vgl. *Bundesministerium für Gesundheit (2020)*
[46] Vgl. *Bertelsmann Stiftung (2019) S.1*
[47] Vgl. *eben da (2019) S.1-3*
[48] Vgl. *eben da (2019) S.1*

werden und die Kliniken personell gut aufgestellt sind. Bessere Leistungen werden auch erbracht, wenn Kliniken für Komplikationen optimal aufgestellt sind, wie Notfallversorgung, spezialisierte Operationen oder Schlaganfälle.[49]

2017 verfügten 61% aller Krankenhäuser nicht über eine Koronarangiographie.[50]

- **Konzentration und Spezialisierung**: Eine qualitativ gute Versorgung ist deutschlandweit nur mit weniger als 600 Krankenhäusern möglich

- **Chance für Metropolen**: Im Großraum Köln–Leverkusen reichen 14 statt 38 Akutkliniken aus und die Wege für Patienten würden kaum länger. 2017 wurden insgesamt rund 770.000 Patienten in andere Krankenhäuser verlegt, denn viele der kleinen, unzureichend qualifizierten Häuser liegen in Ballungsräumen, in denen die Patienten auch besser ausgestattete Kliniken leicht hätten erreichen können.

- **Kliniken sind nur eine Option**: Gerade im ländlichen Raum müssen neue Zubringerdienste sowie ambulante und teilstationäre Lösungen etabliert werden. [51]

Für diese neue Krankenhaus-Landschaft wurden Kriterien aufgestellt, die zwingend gelten sollen: die Qualität einer Klinik (technische Ausstattung, Personal, Mindestmengen), Erreichbarkeit und Wirtschaftlichkeit. Jedes Krankenhaus soll über die zentralen Fachabteilungen verfügen, die rund um die Uhr mit Fachärzten besetzt sind und genügend Fälle für eine Qualitätssicherung und Wirtschaftlichkeit haben. Alle anderen Fachabteilungen soll es nur noch in Unikliniken und anderen Maximalversorgern geben(siehe dazu **Fehler! Verweisquelle konnte nicht gefunden werden.** im Anhang).[52] Klinikschließungen werden in der Bevölkerung häufig als Verlust empfunden. In den Diskussionen vor Ort geht es vor allem um Erreichbarkeit. Fragen der Qualität eines Krankenhauses und der Patientensicherheit treten in den Hintergrund.[53]

Es ist nicht falsch, wenn Krankenhäuser zu Orten werden, wo es für jeden Fall einen Spezialisten gibt. Muss dafür allerdings ein Krankenhaus schließen, geht das nur in Ordnung, wenn in einer angemessenen Reichweite ein anderes Krankenhaus vorhanden ist. Es müssen ausreichend Krankenhäuser zur Verfügung stehen. Denn gerade im Fall eines Schlaganfallverdachtes geht es um Minuten, damit die richtige Behandlung schnellst möglichst angewendet werden kann.

---

[49] Vgl. *svr-Gesundheit (2019)*
[50] Vgl. *Bertelsmann Stiftung (2019) S.3*
[51] Vgl. *Bertelsmann Stiftung (2019) S.1*
[52] Vgl. *Bertelsmann Stiftung (2019) S.4*
[53] Vgl. *Bertelsmann Stiftung (2019) S.2*

Alternative C – C3

C3.1 Gemeinsamen Bundesauschuss

Mit dem GKV-Modernisierungsgesetz vom November 2003 schuf der Gesetzgeber den Gemeinsamen Bundesausschuss (G-BA). Die bisher bestehenden Bundesauschüsse wurden durch ihn ersetzt. Vor der Errichtung des G-BA erwartete der Gesetzgeber nicht nur eine Stärkung des sektorenübergreifenden Bezugs bei Versorgungsentscheidungen auf Bundesebene und eine Straffung der Entscheidungsabläufe, sondern auch einen effektiveren Einsatz von Personal und sächlichen Mitteln der den bisherigen Ausschüssen zuarbeitenden Geschäftsführung.[54]

Der G-BA wird von den vier großen Selbstverwaltungsorganisationen im Gesundheitssystem gebildet: *Kassenärztliche Bundesvereinigung, Kassenzahnärztliche Bundesvereinigung, Deutsche Krankenhausgesellschaft, und dem Spitzenverband Bund der Krankenkassen.* Der G-BA ist das höchste Beschlussgremium der gemeinsamen Selbstverwaltung im deutschen Gesundheitswesen.[55] In diesem Gremium beraten Leistungsbringer und Krankenkassen über Inhalte der medizinischen Leistung und der gesundheitlichen Versorgung. Diese werden anschließend von den gesetzlichen Krankenversicherungen übernommen. Die Richtlinien, welche für alle Versicherten, Versorgung der beteiligten Ärzte und Ärztinnen, weiteren Leistungserbringer und Krankenkassen verbindlich sind, werden von dem G-BA erlassen. Um Interessen von Patienten und Patientinnen, Menschen mit Behinderung und chronisch Kranken zu stärken, haben die jeweiligen dafür vorgesehen Organisationen auf der Bundesebene, ein Antrags- und Mitberatungsrecht im G-BA.[56]

Der G-BA bestimmt in Form von Richtlinien, welche medizinischen Leistungen die ca. 73 Millionen Versicherten beanspruchen können. Ebenso beschließt der G-BA Maßnahmen der Qualitätssicherung für Praxen und Krankenhäuser.[57] In Deutschland trifft der Gesetzgeber die grundsätzlichen Entscheidungen für den Leistungsanspruch der gesetzlichen Krankenversicherten. Seine Aufgabe ist es, den Leistungskatalog der Krankenkassen zu konkretisieren. Dies soll nach dem allgemeinen anerkannten Stand der medizi-nischen Erkenntnisse passieren.

---

[54] Vgl. *Zimmermann (2012), S.17*
[55] Vgl. *g-ba.de (o.J.)*
[56] Vgl. *Bundesministerium für Gesundheit (2018)*
[57] Vgl. *g-ba.de (o.J.)* & Vgl. *Zimmermann (2012), S.2*

Diese Aufgabe hat der Gesetzgeber dem G-BA, als höchstes Gremium der gemeinsamen Selbstverwaltung zugetragen.

Nach der am 01.07.2008 in Kraft getretenen Neufassung des § 91 II SGB V gibt es im G-BA nur noch ein einziges Beschlussgremium, das unabhängig von dem jeweiligen Leistungssektor entscheidet, zu dem die Entscheidung ergeht. Nach § 91 II SGB V besteht dieses aus insgesamt 13 Mitgliedern. Diese Gruppe setzt sich aus einem unparteiischen Vorsitzenden, zwei weiteren unparteiischen Mitgliedern, einem von der Kassenärztlichen Bundesvereinigung benannten Mitglied, jeweils zwei von der kassenärztliches Bundesvereinigung und der DKG benannten Mitgliedern, sowie fünf vom GKV-Spitzenverband benannten Mitgliedern zusammen.[58]

Neben dem Beschlussgremium verfügt der G-BA über weitere Untergliederungen. Dazu zählen nicht nur die einzelnen Unterausschüsse, sondern auch Arbeitsausschüsse und Arbeitsgruppen.[59]

Generell kann gesagt werden, dass der G-BA festlegt, welche Leistungen der medizinischen Versorgung von der gesetzlichen Krankenversicherung übernommen werden. Die wesentliche Aufgabe des G-BA sind Beschlüsse von Richtlinien. Diese Richtlinien gelten für alle gesetzlichen Krankenversicherten.[60] Wie jede juristische Person des öffentlichen Rechts untersteht der G-BA staatlicher Aufsicht. Zu diesem Zwecke stehen dem Bundesgesundheitsministeriums verschiede Aufsichtsmittel zur Verfügung, dies kann z.B. das Beanstandungsrecht sein. Darüber hinaus bedürfen sowohl die Verfahrens- als auch die Geschäftsordnung des G-BA ministerieller Genehmigung.[61]

C3.2 Kleiner Gesetzgeber

Der G-BA wird oft auch als „kleiner Gesetzgeber" betitelt, denn er entscheidet über 70 Millionen Kassenpatienten.[62] Der G-BA dient als eine Art Zulieferer für das Bundesgesundheitsministerium. Da der G-BA eine juristische Person des öffentlichen Rechtes ist und von den vier großen Spitzenorganisationen der Selbstverwaltung im deutschen Gesundheitswesen gebildet

---

[58] Vgl. *Zimmermann (2012), S.27*
[59] Vgl. *Zimmermann (2012), S.32*
[60] Vgl. *g-ba.de (o.J.)*
[61] Vgl. *Zimmermann (2012), S.32 - 33*
[62] Vgl. *Zimmermann (2012) Einleitung*

wird, hat er einen enormen Einfluss. Die Richtlinien, die im G-BA beschlossen werden, werden nur auf rechtliche Richtigkeit geprüft und nicht auf Inhaltliche. Die Behandlungsrichtlinien, Medikamentenversorgung, Qualitätssicherung und Therapien werden alle von dem G-BA bestimmt. Der Gesetzgeber hingegen gibt nur den Rahmen und Aufträge vor.[63]

Der G-BA kann über das gesamte Gesundheitswesen bestimmen. Er kann oder muss nicht im Sinne der Versicherten handeln. Er kann auch unter Umständen politisch handeln. Da der G-BA über die Leistungen der gesetzlichen Krankenversicherten entscheidet, kann der G-BA die Berufsausübung sowie den Verdienst der Pharmaindustrie, Arztpraxen und Krankenhäuser beeinflussen.

Es bleibt abzuwarten, ob die inzwischen über 90 Jahre andauernde Entwicklung der gemeinsamen Selbstverwaltung auf dem Gebiet der gesetzlichen Krankenversicherung durch die Errichtung des G-BA ihren institutionellen Endpunkt erreicht hat. Es wird darüber diskutiert, ob die (Vollwertige) Beteiligung der Versicherten oder weiterer Gruppen von Leistungsbringern im G-BA nicht aus verfassungsrechtlichen Gründen als geboten anzusehen ist.[64]

Die zentrale Aufgabe des G-BA besteht im Erlass von Richtlinien zur Sicherung der ärztlichen Versorgung. Die Richtlinien haben die Funktion das Rahmenrecht des Versicherten auf Krankenbehandlung aus § 27 I 1 SGB V auf abstrakt-genereller Ebene zu konkretisieren. Damit bildet es das zentrale Handlungsinstrument des G-BA. Die Auswirkungen der Richtlinien auf das Verhältnis zwischen Krankenkassen, Leistungsbringern und Versicherten sind außerordentlich komplex.[65] Die Innovationskraft aller derjenigen die vom G-BA abhängig sind, kann eingeschränkt werden. Innovationskraft kommt nicht von irgendwo, sie ist ein fester Bestandteil der strategischen Überlegungen.[66]

Die Aufgaben des G-BAs sind sehr umfangreich und sie können über eine Menge wichtiger Themen entscheiden. Diese Entscheidungen haben enorme Auswirkungen auf das Gesundheitssystem und auf die Personen, welche davon abhängig sind.

---

[63] Vgl. *Sell (2017)*
[64] Vgl. *Zimmermann (2012) S.37*
[65] Vgl. *Zimmermann (2012) S.35*
[66] Vgl. *Becher & Hastedt (2019), S.430*

„Kleiner Gesetzgeber" wird dem G-BA gerecht. Mit seinen Entscheidungen hat der G-BA Einfluss auf das Leben von 70 Millionen Menschen, alle welche Krankenversichert sind. Die Bezeichnung Gesetzgeber ist richtig, denn der G-BA übernimmt nach dem Staat, eine wichtige Funktion um Gesundheitswesen. Er erfasst Gesetze, an die sich alle Krankenversicherte, Pharmaindustrien und noch viele weitere Bereiche halten müssen. Wie ein Gesetzgeber eben.

Literaturverzeichnis

Alternative C1

Eichenhofer, E. (2019) Sozialrecht. 11. Auflage, Mohr Siebeck Lehrbuch, Tübingen

Grundmann, W. & Rathner, R. (2019) Bankwirtschaft, Rechnungswesen und Steuerung, Wirtschafts- und Sozialkunde - Prüfungswissen in Übersichten. 8. Auflage, Springer Gabler, Wiesbaden

Koppenfels-Spies, K. (2018), Sozialrecht, Mohr Siebeck Verlag. Tübingen.

Papmehl, A. & Teichmanis, H. (2019) Deutsches Arbeitsrecht für ausländische Investo ren - German Labour Law für Foreign Investors, Wiesbaden.

Waltermann, R. (2009), Sozialrecht, 8.Aufl., Heidelberg

Wassmann, H. (2019) Recht der sozialen Sicherung. Studienbrief der SRH Fernhochschule, Titel-Nr. 0401-10, 1. Auflage, Riedlingen

Alternative C2

Bauer, M. & Bach, A. (1999), Gesetzliche Regelungen zur Krankenhausfinanzierung, Heidelberg.

Heesen, B. (2020), Basiswissen Investition und Bilanzplanung im Krankenhaus, Wiesbaden

Klauber, J., Geraedts, M., Friedrich, J., Wasem, J. & Beivers, A. (2020), Krankenhaus-Report 2020 Finanzierung und Vergütung am Scheideweg, Berlin.

Kern, T. & Kohnen T. (2004), Gesundheitssystem und gesundheitsökonomische Aspekte, Würzburg

Schmola, G. (2019), Jahresabschluss, Kostenrechnung und Finanzierung im Kranken haus, Wiesbaden.

Sodan, H. (2012), Gesundheits-Recht, Berlin.

SGB V (2020), Fünftes Sozialgesetzbuch, Allgemeiner Teil – SGB. 49. Aufl.

Wassmann, H. (2019), Aufgaben und Akteure im Gesundheitswesen. Studienbrief der SRH Fernhochschule, Titel: 0651-10, 10. Auflage, Riedlingen

Alternative C3

Becher, B. & Hastedt, I. (2019), Innovative Unternehmen der Sozial- und Gesundheitswirtschaft, Wiesbaden.

Zimmermann, C. (2012) Der Gemeinsame Bundesausschuss. Normsetzung durch Richtlinien sowie Integration neuer Untersuchungs- und Behandlungsmethoden in den Leistungskatalog der GKV. In Kölner Schriften zum Medizinrecht, Band 8, Katzenmeier, C. (Hrsg.). Springer Verlag, Berlin Heidelberg

Internetquellenverzeichnis

Alternative C1

Butterwegge, C. (2004), Der Sozialstaat in der Kritik. Lebenshaus Schwäbische Alb.
Gemeinschaft für soziale Gerechtigkeit, Frieden & Ökologie e.V., Abgerufen am
27.11.2020, Verfügbar unter: https://www.lebenshaus-alb.de/magazin/002200.html

Bruckmeier, K., Mühlhan, J. & Peichl, A: (2018), Mehr Arbeitsanreize für einkom
mensschwache Familien schaffen, ifo Schnelldienst, 3 / 2018, 71. Jahrgang, S.25 – 28,
Abgerufen am 27.11.2020, Verfügbar unter: https://www.ifo.de/DocDL/sd-2018-03-
peichl-etal-arbeitsanreize-familien-2018-02-08.pdf

BMAS (2009) Bundesministerium für Arbeit und Soziales. Was ist Soziale Sicherung?
Abgerufen am 27.11.2020, Verfügbar unter: https://www.bmas.de/DE/Themen/Sozi-
ale-Sicherung/erklaerung-soziale-sicherung.html

Bpb (2012) Bundeszentrale für politische Bildung. Probleme und Zukunftsperspektiven
des Sozialstaates. Abgerufen am 27.11.2020, Verfügbar unter: https://www.bpb.de/po-
litik/grundfragen/deutsche-verhaeltnisse-eine-sozialkunde/138845/probleme-und-zu-
kunftsperspektiven-des-sozialstaates

finanzen100.de (2017) Das Desaster droht schon in zehn Jahren: Wo es 2027 die
meisten Rentner gibt. Abgerufen am 30.11.2020, Verfügbar unter: https://www.finan-
zen100.de/finanznachrichten/wirtschaft/nur-ein-land-vor-deutschland-das-desaster-
droht-schon-in-zehn-jahren-wo-es-2027-die-meisten-rentner-
gibt_H549243059_523434/#:~:text=Derzeit%20kom-
men%20bei%20uns%20noch,es%20immerhin%20noch%20knapp%20drei.

Kindergeld (2020) Kindergeld Ratgeber 2020. Anspruch - Kindergeldantrag - Höhe und
Auszahlung. Abgerufen am 27.11.2020, Verfügbar unter: https://www.kindergeld.org/

Focus.de (2014) Was tun Behörden gegen dreisten Hartz-IV-Abzocker? Abgerufen am

27.11.2020, Verfügbar unter: https://www.focus.de/panorama/welt/frecher-hartzer-bei-maischberger-hartz-iv-schnorrer-haelt-jobangebote-fuer-zwangsar-beit_aid_876858.html

Handelsblatt (2004) Unfallversicherung: Kritik an der Wirtschaft. Abgerufen am 27.11.2020, Verfügbar unter: https://www.handelsblatt.com/politik/deutsch land/diskussion-spitzt-sich-zu-unfallversicherung-kritik-an-der-wirt-schaft/2385426.html?ticket=ST-2368466-tD3YpG4py3G6fmBcczuO-ap5

Uni Würzburg (o.J.) Grundsätzliches zum Sozialrecht. Abgerufen am 27.11.2020, verfügbar unter: https://wuecampus2.uni-wuerz-burg.de/moodle/mod/book/tool/print/index.php?id=694388#ch7204

Meyer, K. (2009) Kritik der Sicherheit Vom gouvernementalen Sicherheitsdenken zur Politik der ‹geteilten Sorge›. Abgerufen am 27.11.2020, Verfügbar unter: https://zeithistorische-forschungen.de/sites/default/files/medien/material/2010-2/Meyer_Kritik_der_Sicherheit_Traverse_1_2009.pdf

süddeutsche Zeitung (2018), Die Sozialabgaben bevorzugen die Reichen. Abgerufen am 27.11.2020, Verfügbar unter: https://www.sueddeutsche.de/wirtschaft/meinung-am-mittag-sozialsystem-die-sozialabgaben-bevorzugen-die-reichen-1.4109325

Zeit.de (2017), Die Standardrente beträgt knapp 1200 Euro im Monat. Abgerufen am 27.11.2020, Verfügbar unter: https://www.zeit.de/wirtschaft/2017-09/rente-staat-de-mografie-rentenniveau?utm_referrer=https%3A%2F%2Fwww.bing.com%2F

Alternative C2

AOK (2020) Krankenhaus. Abgerufen am 30.11.2020, verfügbar unter: https://www.aok-bv.de/hintergrund/dossier/krankenhaus/

Bertelsmann Stiftung (2019), Neuordnung der Krankenhaus-Landschaft. Eine bessere Versorgung ist nur mit weniger Kliniken möglich. Daten, Analysen, Perspektiven / Nr. 2, 2019. Abgerufen am 30.11.2020, Verfügbar unter:

https://www.bertelsmann-stiftung.de/fileadmin/files/BSt/Publikationen/GrauePublikatio-
nen/VV_SG_Krankenhaus-Landschaft_final.pdf

Bundesministerium für Gesundheit (2020), Krankenhausfinanzierung. Abgerufen am
30.11.2020, Verfügbar unter: https://www.bundesgesundheitsministerium.de/kranken-
hausfinanzierung.html

BBSR (2016), Bundesinstitut für Bau-, Stadt- und Raumforschung. Regionalstrategie
Daseinsvorsorge. Leitfaden für die Praxis. Abgerufen am 30.11.2020, verfügbar unter:
https://www.bbsr.bund.de/BBSR/DE/veroeffentlichungen/ministerien/bmvi/verschie-
dene-themen/2016/regionalstrategie-daseinsvorsorge-leitfaden-dl.pdf?__blob=publi-
cationFile&v=4

bpb (oJ.) Stationäre Versorgung. Abgerufen am 30.11.2020, Verfügbar unter:
https://www.bpb.de/politik/innenpolitik/gesundheitspolitik/170902/stationaere-versor-
gung

Bundesärztekammer (o.J.), Stationäre Versorgung. Abgerufen am 30.11.2020.
Verfügbar unter: https://www.bundesaerztekammer.de/aerzte/versorgung/stationaer/

Krankenkassen.de (2020) Freie Krankenhauswahl. Abgerufen am 30.11.2020,
Verfügbar unter: https://www.krankenkassen.de/gesetzliche-krankenkassen/leistun-
gen-gesetzliche-krankenkassen/gesetzlich-vorgeschriebene-leistungen/freie-kranken-
hauswahl/

Oppermann, E. (2020) Die duale Krankenhausfinanzierung. Abgerufen am 30.11.2020,
Verfügbar unter: https://www.hcconsultingag.de/die-duale-krankenhausfinanzierung/

reimbursement.institute (2020), Fixkostendegressionsabschlag (FDA). Abgerufen am
30.11.2020. Verfügbar unter https://reimbursement.institute/blog/fixkostendegressi-
onsabschlag/

svr-Gesundheit (2019) Pressemitteilung zur aktuellen Diskussion um Krankenhäuser in

Deutschland „Neuordnung der Krankenhauslandschaft geboten". Abgerufen am
30.11.2020, Verfügbar unter: https://www.svr-gesundheit.de/fileadmin/user_up-
load/Gutachten/2018/Pressemitteilung_des_SVR_Gesundheit_zur_Neuord-
nung_der_Krankenhauslandschaft.pdf

Uni Trier (2008) Das Sozialstaatsprinzip. Abgerufen am 30.11.2020, Verfügbar unter:
https://www.uni-trier.de/fileadmin/fb5/prof/OEF004/WS_08_09_Junk/Sozialstaats-
prinzip.pdf

Wöhrmann, S. (2016), Planung nach Qualität. Abgerufen am 30.11.2020. Verfügbar
unter https://www.vdek.com/magazin/ausgaben/2016-0102/titel-krankenhauspla-
nung.html

wirtschaftslexikon (2015) Sicherstellungsauftrag. Abgerufen am 30.11.2020, verfügbar
unter: http://www.wirtschaftslexikon.co/d/sicherstellungsauftrag/sicherstellungsauf-
trag.htm

Alternative C3

Bundesministerium für Gesundheit (2018), Das Prinzip der Selbstverwaltung.
Abgerufen am 30.11.2020, verfügbar unter: https://www.bundesgesundheitsministe-
rium.de/gesundheitswesen-selbstverwaltung.html

g-ba (o.J.) Der Gemeinsame Bundesausschuss. Wer wir sind. Abgerufen am:
30.11.2020, Verfügbar unter: https://www.g-ba.de/ueber-den-gba/wer-wir-sind/

Sell, S. (2017) Der Gemeinsame Bundesausschuss (G-BA) als "kleiner" Gesetzgeber im
Gesundheitswesen. Sind seine Tage gezählt?, Abgerufen am 01.12.2020, Verfügbar unter: https://aktuelle-sozialpolitik.blogspot.com/2017/05/gemeinsamer-bundesaus-
schuss-gesundheitspolitik.html

Anhang

Sozialversi-cherungen Aspekte	Gesetzliche Kranken-versiche-rung (GKV)	Pflegeversi-cherung (PV)	Rentenver-sicherung (RV)	Arbeitslo-senversi-cherung (AV)	Gesetzliche Unfallver-sicherung (GUV)
Abzusi-cherndes Lebensri-siko	Krankheit	Pflegebe-dürftigkeit	Altersarmut; Erwerbsmin-derung	Arbeitslosig-keit	Existenzsi-cherung im Falle eines Arbeitsun-falls; Berufs-krankheit
Träger	Gesetzliche Krankenkas-sen	Pflegekassen	Deutsche Rentenversi-cherung Bund	Bundesagen-tur für Ar-beit; Ar-beitsagentu-ren	Berufsgenos-senschaften
Beitrags-satz 2020	14,% + Zu-satzbeitrag möglich	3,05 / 3,30%	18,6%	2,4%	Promillesatz von der Lohnsumme
Tragung der Bei-träge	AN: 7,3 % AG: 7,3 % Der Zusatz-beitrag wird ebenfalls ge-teilt zwi-schen AN und AG.	AN: 1,525 % + 0,25 % = 1,775 % (ab 23 Jahre und kinderlos) oder 1,525 % (unter 23 Jahre oder über 23 Jahre mit Kind) AG: 1,525 %	AN: 9,3 % AG: 9,3 %	AN: 1,20 % AG: 1,20 %	AG allein
Leistungen (Beispiele)	Krankengeld; Medika-mente; Arzt-leistungen; Reha	Geldleistun-gen; Sach-leistungen je nach Pflege-bedarf	Altersruhe-geld; Wit-wen- und Waisenren-ten; Erwerbs-minderungs-rente; Reha-Maßnahmen	Arbeitsver-mittlung; Be-rufsberatung; Arbeitslosen-geld; Kurzar-beitergeld; Umschulun-gen; Weiter-bildung	Verletzten-geld; Unfall-renten; Um-schulungen; Arbeits-schutzmaß-nahmen

Tabelle 1: Übersicht über die Zweige der Sozialversicherungen
(Quelle: Eigene Darstellung in Anlehnung an Grundmann & Rathner (2020) S. 291)

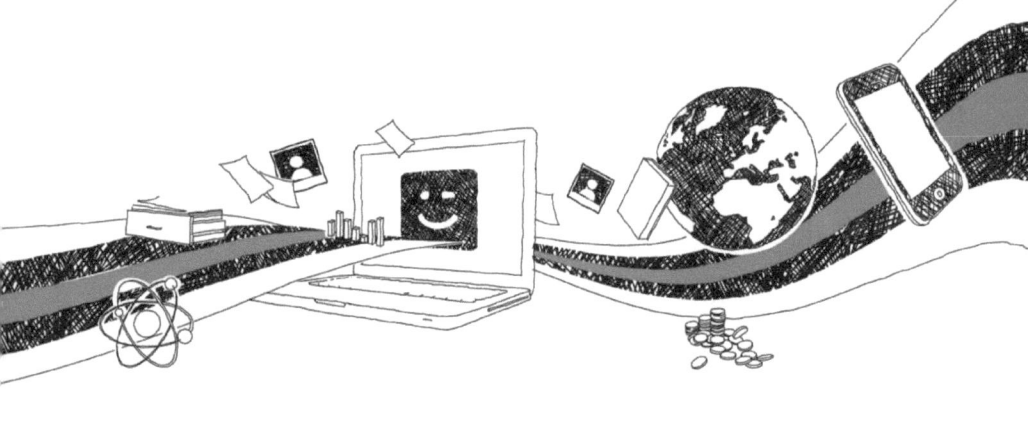